Elogio para El *virus pequeñito*

"Una ayuda oportuna y apropiada desde el punto de vista del desarrollo para que los padres y los abuelos ayuden a sus hijos pequeños a comprender lo que sucede en sus vidas y, con suerte, reducir la ansiedad y el impacto emocional de la epidemia".

—William T. Burke, doctor en psicología clínica con cuarenta años de experiencia clínica con niños, adultos y familias.

"En un lenguaje simple y directo que respeta sus edades, esta historia enseña a los preescolares cómo protegerse a sí mismos y a los demás de la COVID-19. Su narrativa optimista y sus encantadoras ilustraciones ayudarán a los niños pequeños a entender los consejos de seguridad y las precauciones necesarias para su bienestar durante esta pandemia. La canción que la acompaña, "El virus Teensy Weensy", es un complemento divertido para los lectores".

—Barbara H. Dunn, Doctorado, enfermera diplomada, enfermera especialista pediátrica desde hace más de cuarenta años, médica clínica, consultora, autora, mentora y antigua profesora de las escuelas de enfermería de la Universidad de California en Berkeley y la Universidad de Virginia, en Richmond, Virginia

"Una historia tranquilizadora que ayuda a los niños a entender el nuevo mundo de la COVID-19. Les proporciona medidas simples y de eficacia probada para tomar las precauciones adecuadas, y aliviará la ansiedad que ha caracterizado a esta pandemia. Una ventaja extra es la lista de recursos que se proporciona a los padres para conocer más datos sobre esta nueva enfermedad".

—Helen Ragazzi, doctora en medicina, FAAP con veinticuatro años de experiencia como pediatra

"Sherri Rose usa su característica sensibilidad directa y optimismo eterno para hacer lo inimaginable tanto por los mayores como por los jóvenes. Una imagen de los tiempos apropiada para el desarrollo, compasiva y agradable, que seguramente será un éxito para todas las generaciones mientras intentamos encontrarle sentido al mundo que nos rodea".

—Kathryn King, doctor en medicina, director médico ejecutivo adjunto de MHS en el Centro de Telesalud de la Universidad Médica de Carolina del Sur

"Tengo dos nietos, de tres y cinco años, y ya me he imaginado leyéndoles esto. Este libro aborda un tema aterrador y proporciona mensajes bonitos, concretos y apropiados para la edad sobre medidas de seguridad, protección y amor, todo ello envuelto en burbujas para niños".

—Carla Nye, DNP, CPNP-BC, CNE, CHSE profesora clínica asociada y directora del programa de maestría en el Departamento de Enfermería de Salud Familiar y Comunitaria de la Escuela de Enfermería VCU en Richmond, Virginia

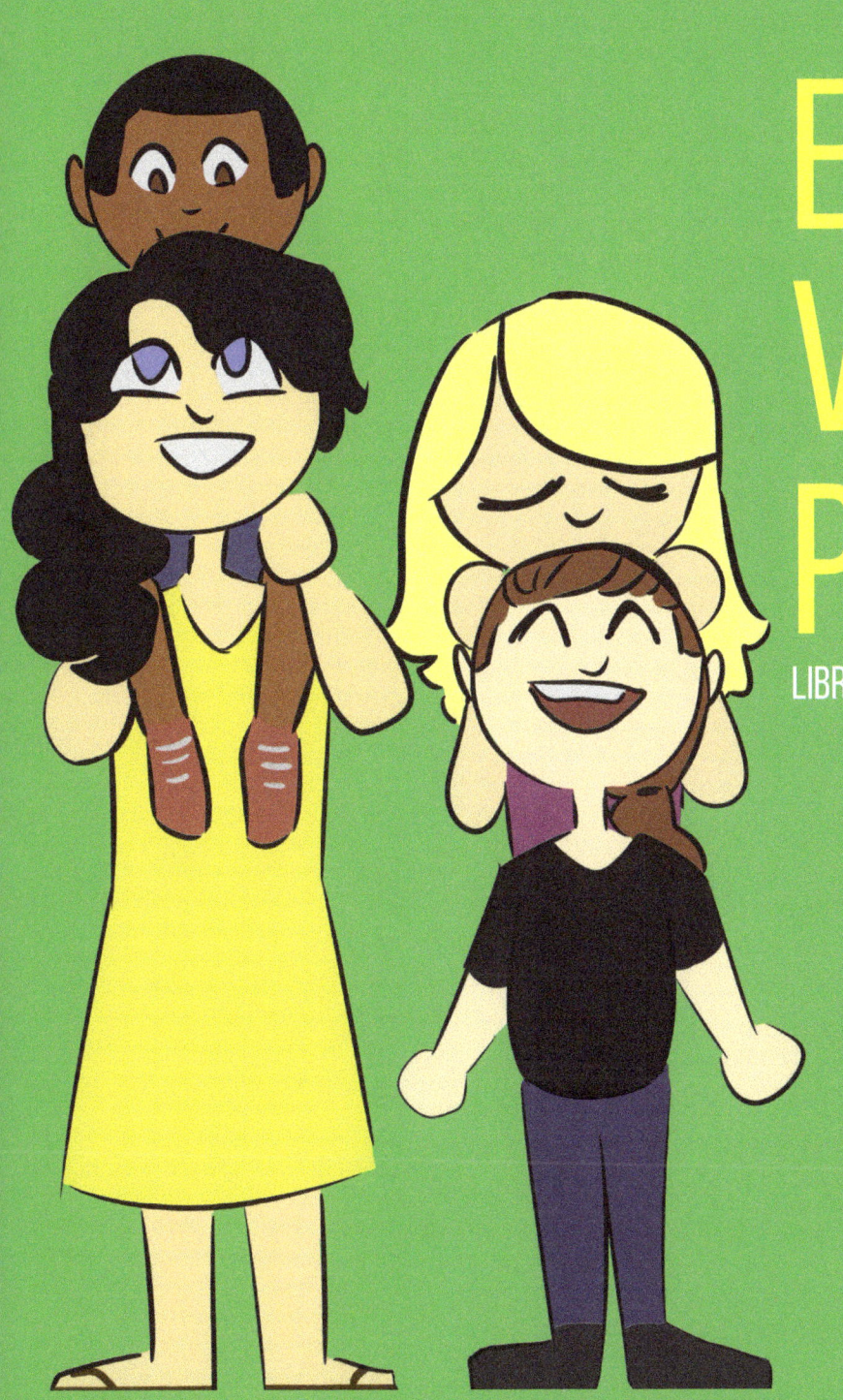

EL VIRUS PEQUEÑÍN

LIBRO Y CANCIÓN PARA NIÑOS EN PREESCOLAR

POR
SHERRI L. ROSE
MSN, PNP, FNP, HPN (JUBILADA)

ILUSTRACIONES DE
MEGAN E. BRAWAND

Copyright © 2021 de Sherri L. Rose, LLC
Ninguna parte de este libro se puede reproducir de ninguna forma ni por ningún medio electrónico o mecánico, ni la divulgación de la misma, incluidos los sistemas de almacenamiento y recuperación de información, sin el permiso escrito del editor, excepto en el caso de breves citas publicadas en artículos y reseñas. Toda institución educativa que desee fotocopiar parte o la totalidad de la obra para su uso en el aula, o los investigadores individuales que deseen obtener permiso para reimprimir la obra con fines educativos, deben ponerse en contacto con el editor.
ISBN: 978-1-954003-03-3
LCCN: 2020923065

Impreso en los Estados Unidos de América

Dedicado a mi precioso nieto menor,

Liam Odell Hall

a quien no he podido abrazar desde el 10 de marzo de 2020 debido a la COVID-19.

Y a mis nietos mayores:

Ryan, Ben, Erica, Megan, Lillian y Thomas

Con amor, Sherri – "MamaRi"

No puede haber una revelación más aguda del alma de una sociedad que la forma en que trata a sus niños.
—Nelson Mandela

Introducción para padres, abuelos y cuidadores

El 11 de marzo de 2020, la Organización Mundial de la Salud (OMS) declaró que nuestro mundo se encontraba en medio de una pandemia mundial causada por el nuevo coronavirus, el SARS-CoV-2. Ningún médico u hospital estaba preparado para lo que vendría.

A todos nos llevó un tiempo entender mejor este nuevo virus y cómo afecta a los humanos, jóvenes y viejos. Llevó algún tiempo determinar cómo se propaga, y lo que podemos hacer para evitar contraer este virus tan aterrador. Durante meses nos han afectado las enfermedades de larga duración, las hospitalizaciones y las muertes debidas al virus. Ahora nos hemos dado cuenta de que las personas asintomáticas (personas sin síntomas) pueden contagiar el virus a otros, y eso es realmente abrumador.

La investigación sobre este virus es extensa y continua. Como enfermera profesional jubilada, tengo el máximo respeto por los organismos gubernamentales que recopilan estadísticas y datos de salud, trabajan en pro de los tratamientos y las vacunas y cuidan del pueblo de los Estados Unidos de América. El nivel de formación de estos médicos, investigadores y epidemiólogos es notable y esencial en nuestra lucha contra este virus. Debemos escucharlos.

Mantengan a sus familias y a sus hijos a salvo durante este tiempo.

Sherri L. Rose, MSN, PNP, FNP, HPN (jubilada)

Todas estas recomendaciones, así como el texto del propio libro, se han escrito sobre la base de la mejor interpretación clínica del autor de los datos científicos disponibles en el momento de la redacción. Se pueden encontrar recursos adicionales al final de este libro.

Un día, un virus pequeñito apareció.

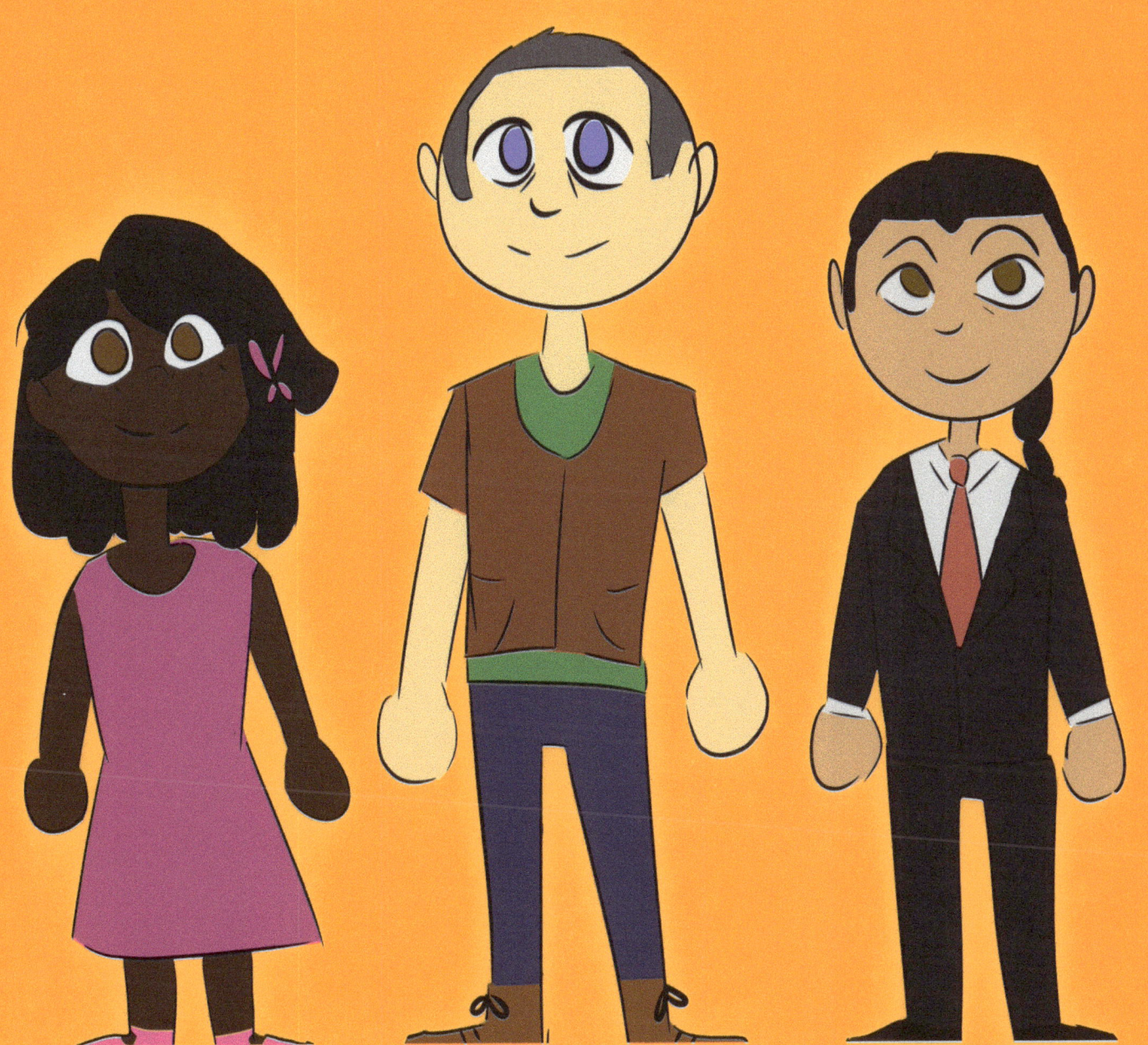

¡Era muy pequeñito,

era más pequeño que este punto!

.

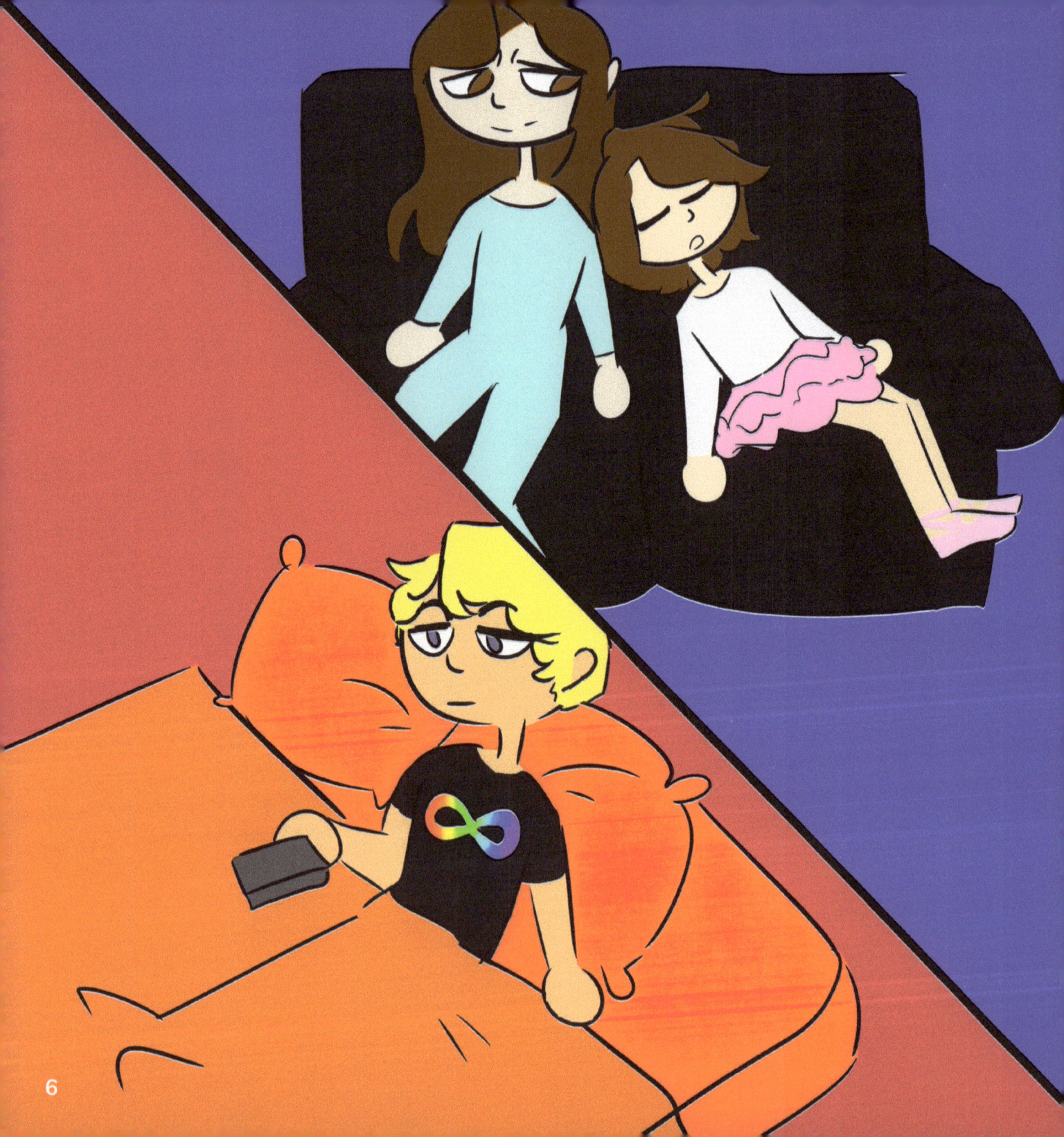

La gente podría infectarse
con este virus muy fácilmente.

¡E hizo que algunas
personas se pusieran muy, muy enfermas!

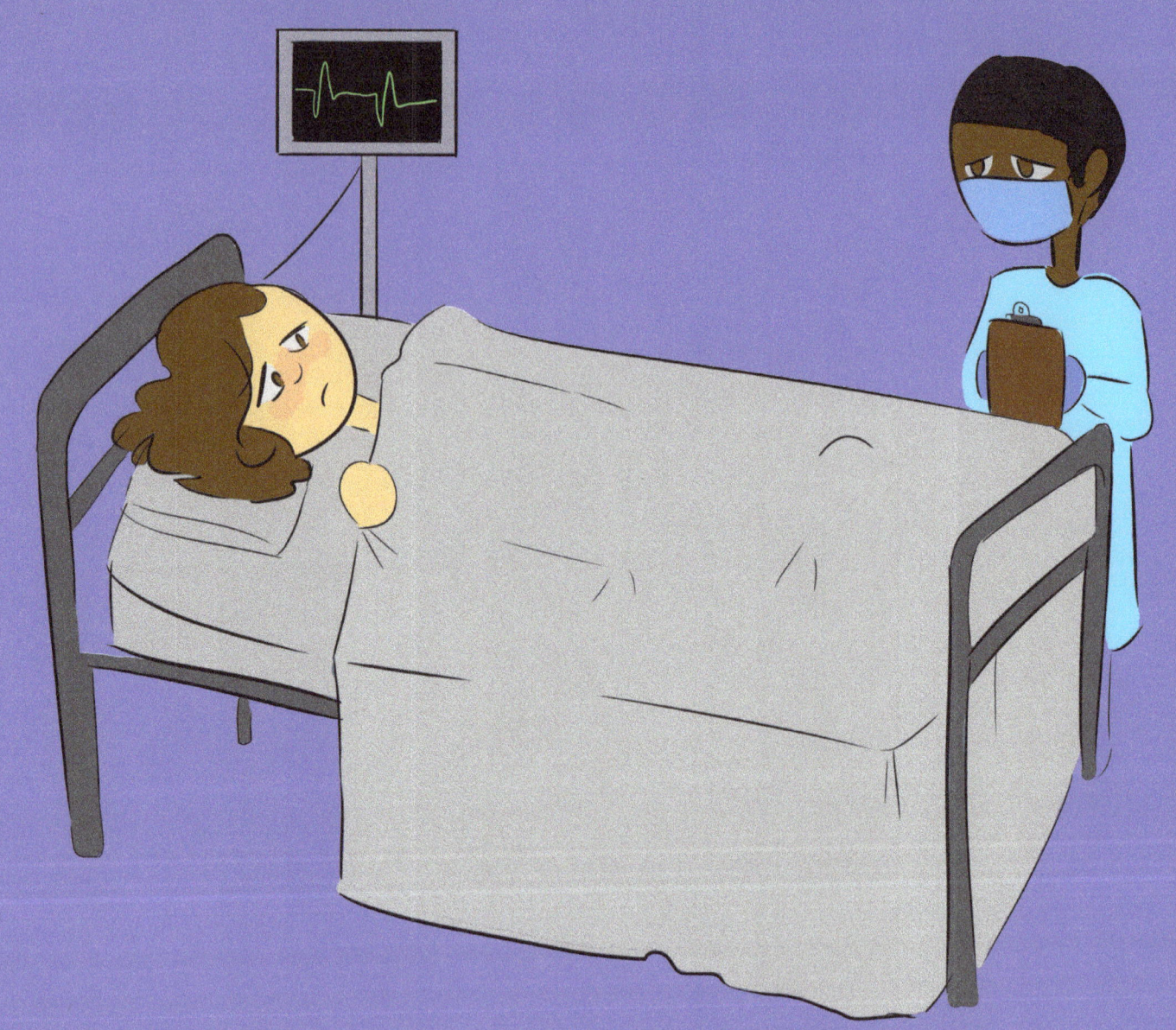

Algunas de esas personas se enfermaron tanto que tuvieron que ir al hospital.

Sus amigos y familiares los echaban mucho de menos mientras estaban fuera.

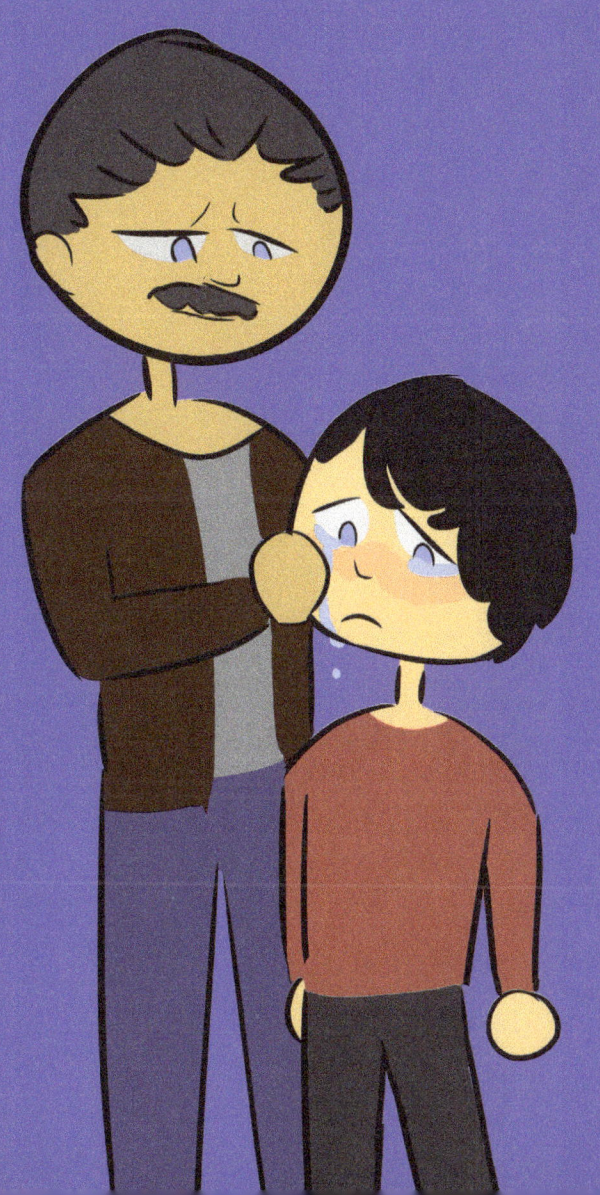

Todo el mundo tenía que escuchar y seguir las instrucciones para no enfermarse.

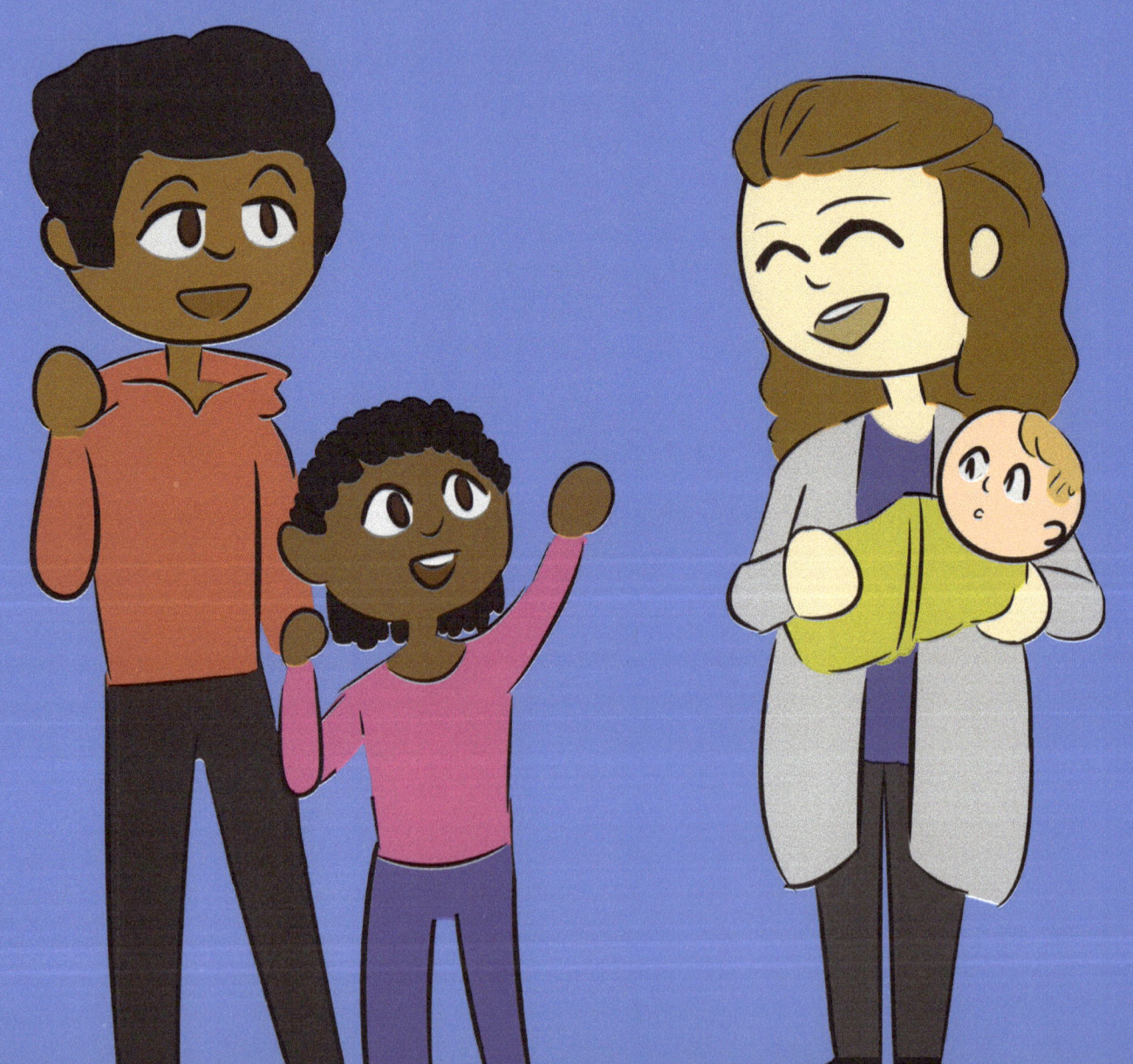

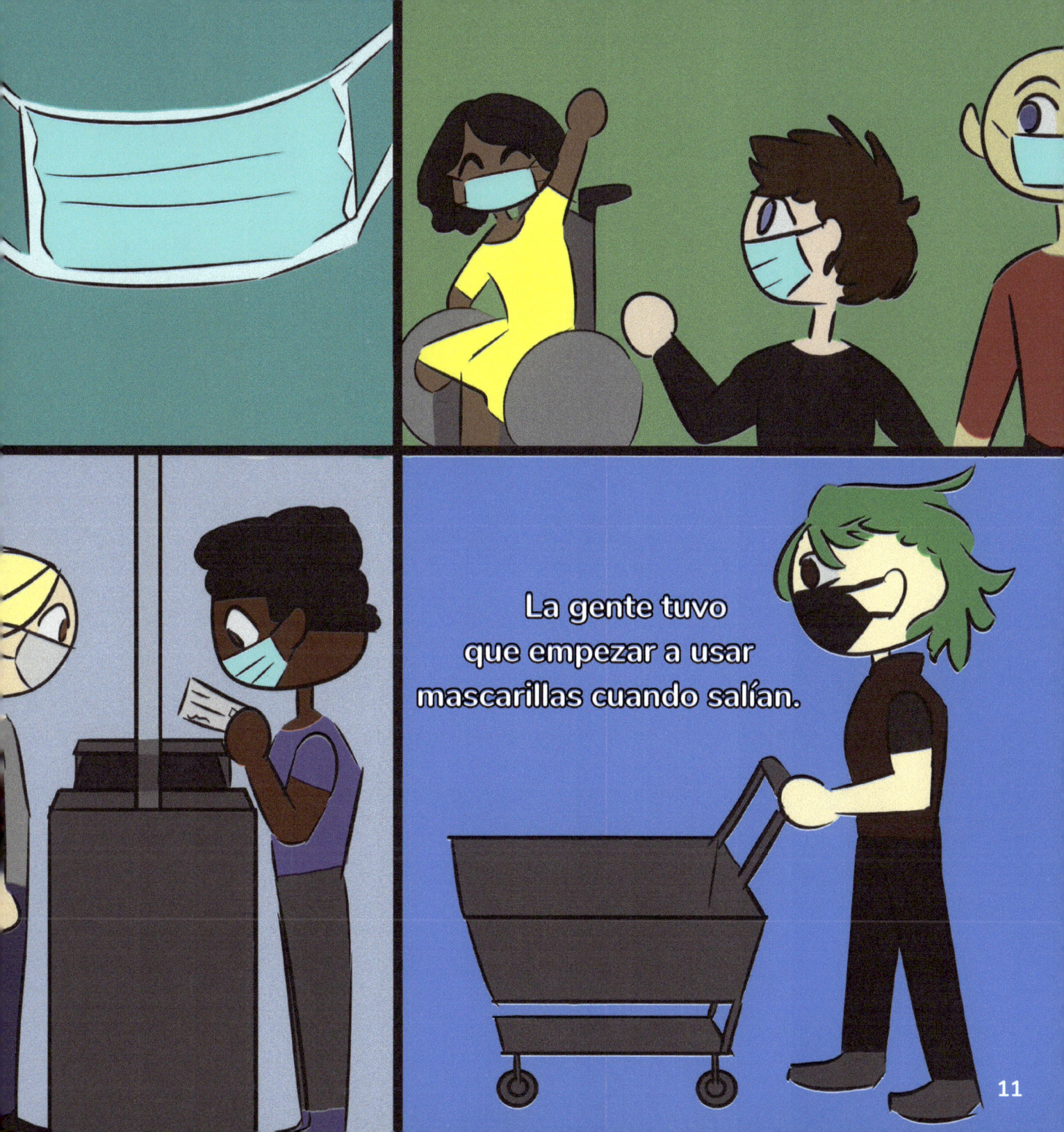

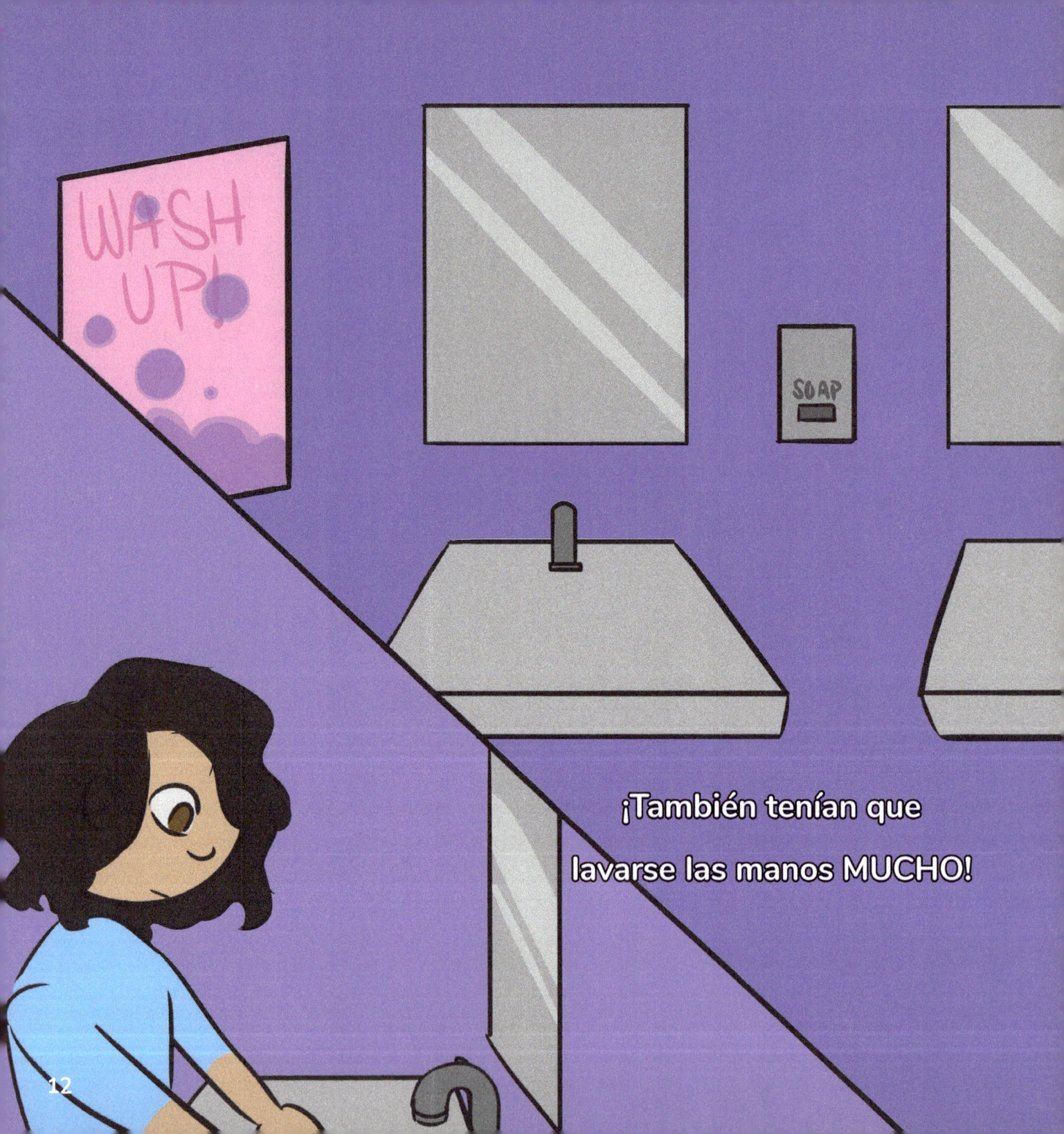

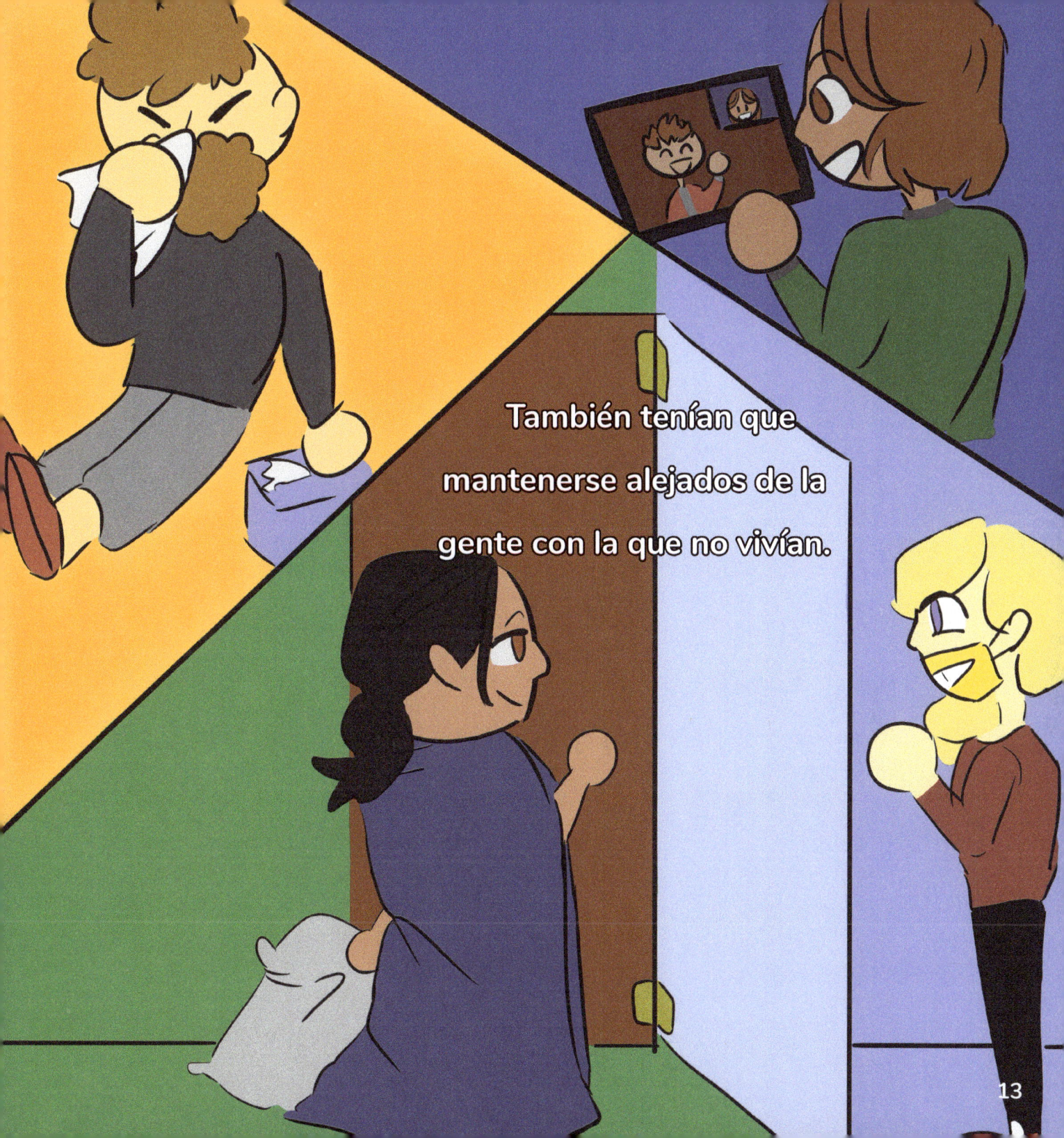

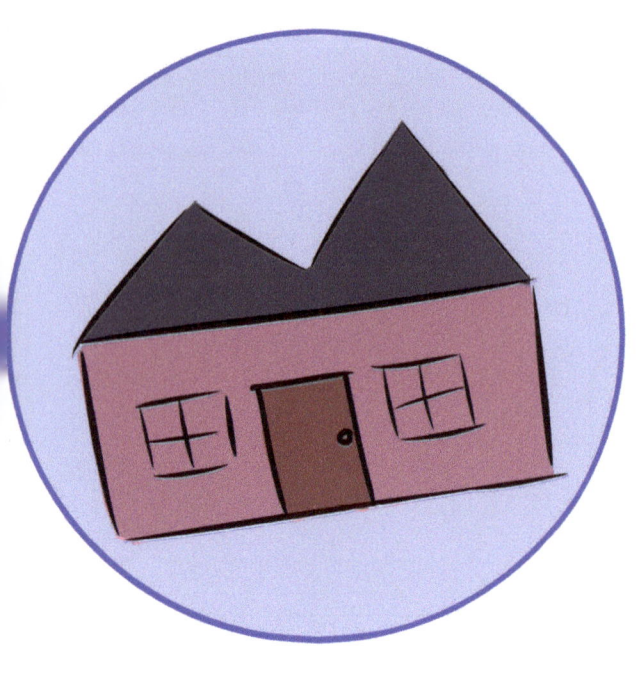

Era como si cada casa y familia estuviera en su propia burbuja

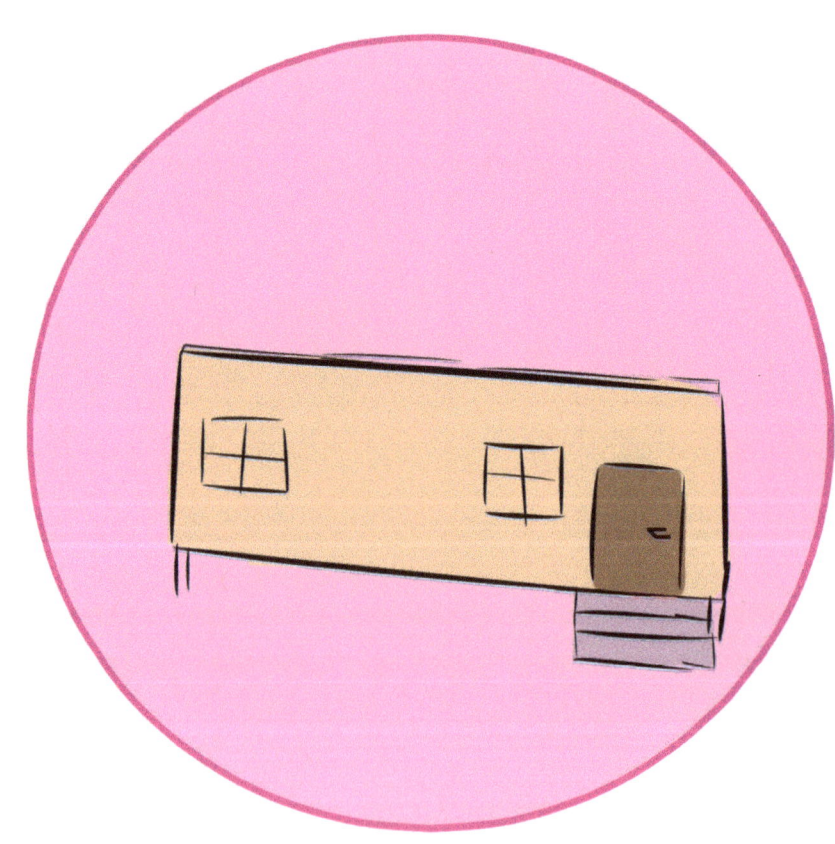

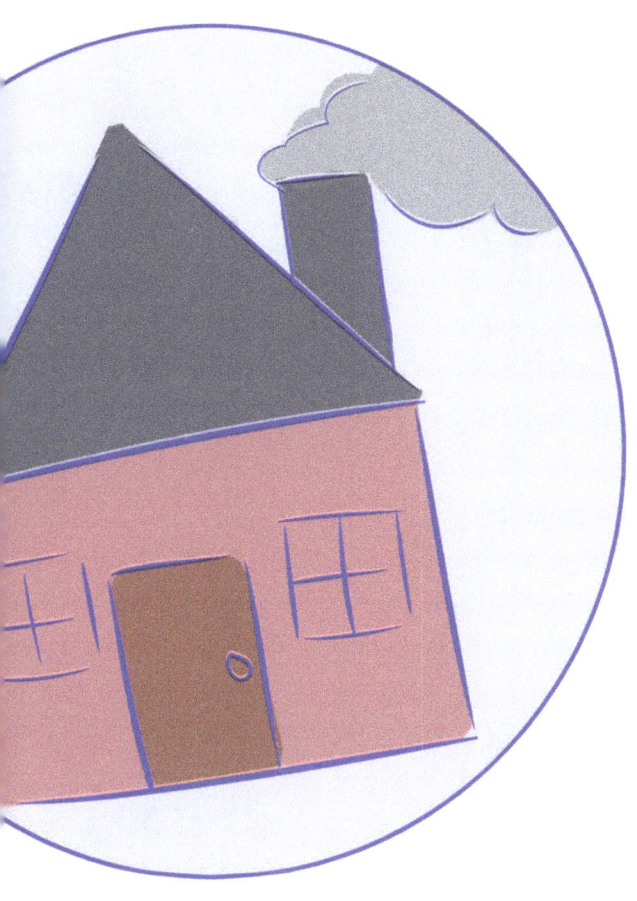
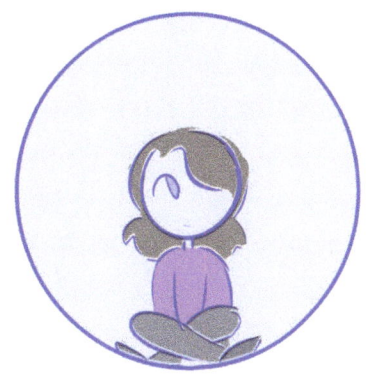
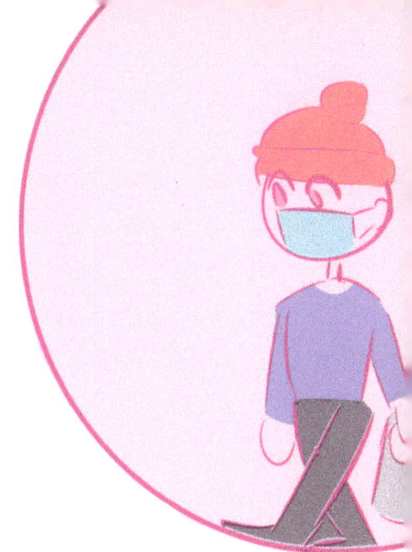

Y cuando la gente salía, su burbuja se iba con ellos.

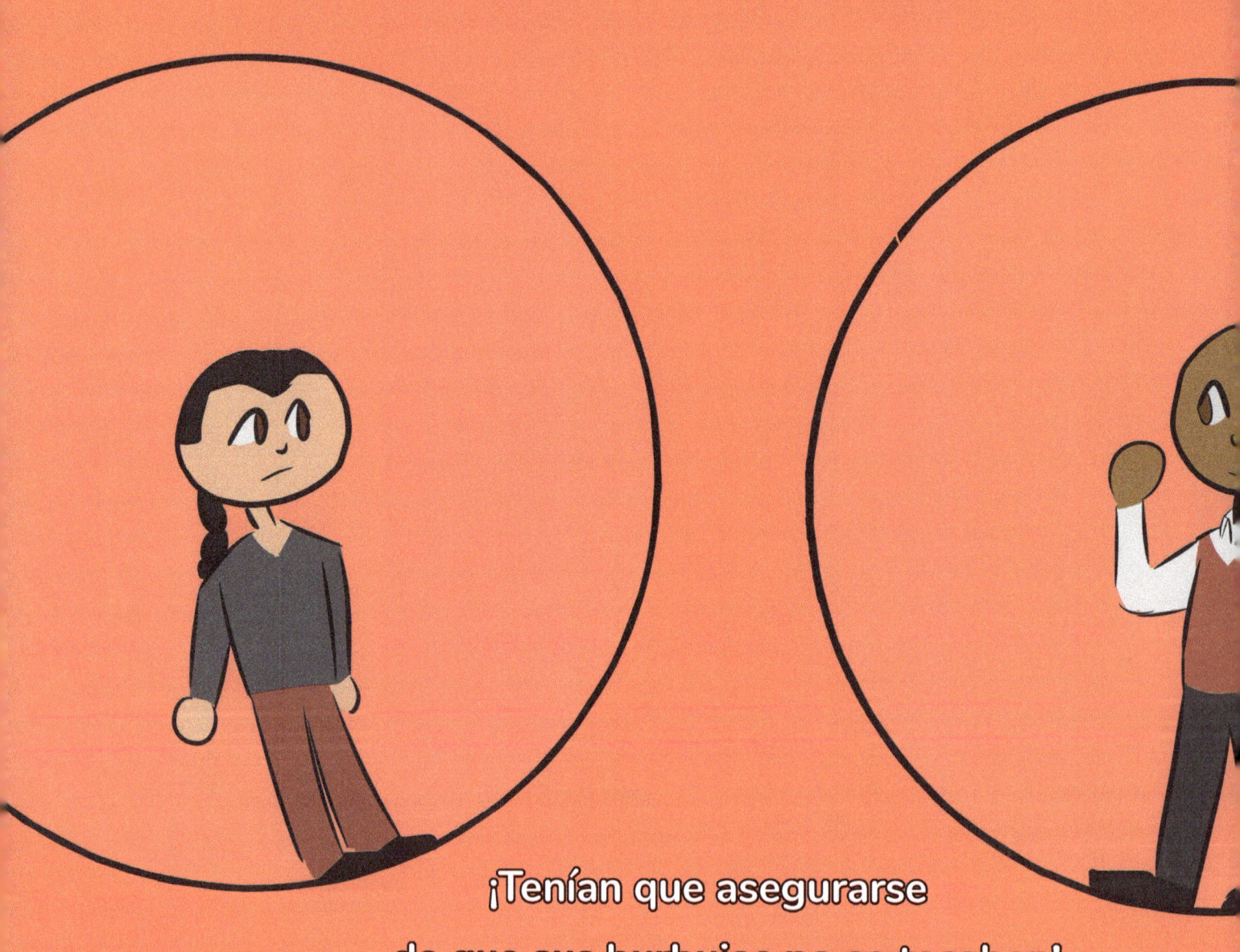

¡Tenían que asegurarse de que sus burbujas no se tocaban!

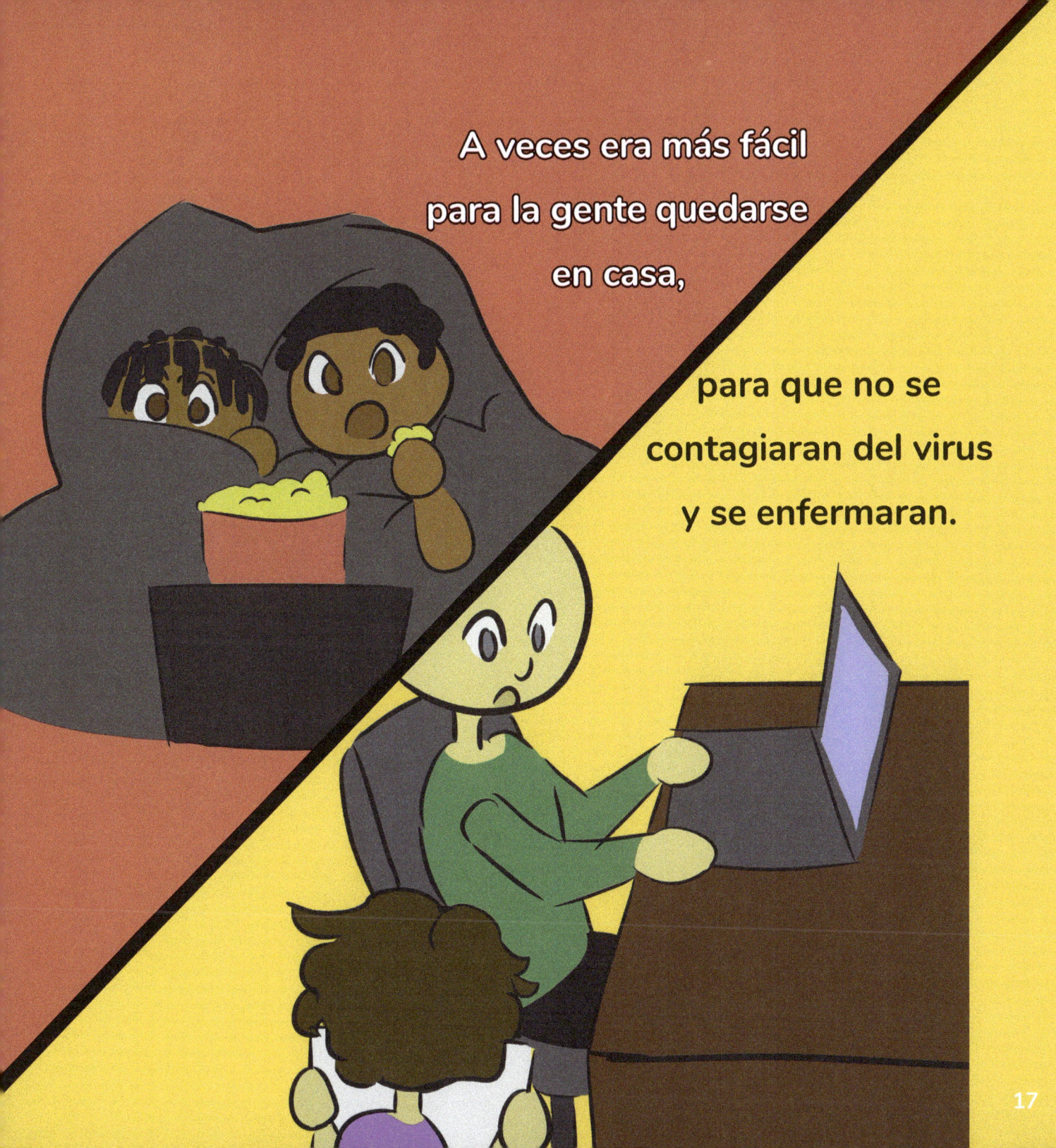

A veces era más fácil para la gente quedarse en casa, para que no se contagiaran del virus y se enfermaran.

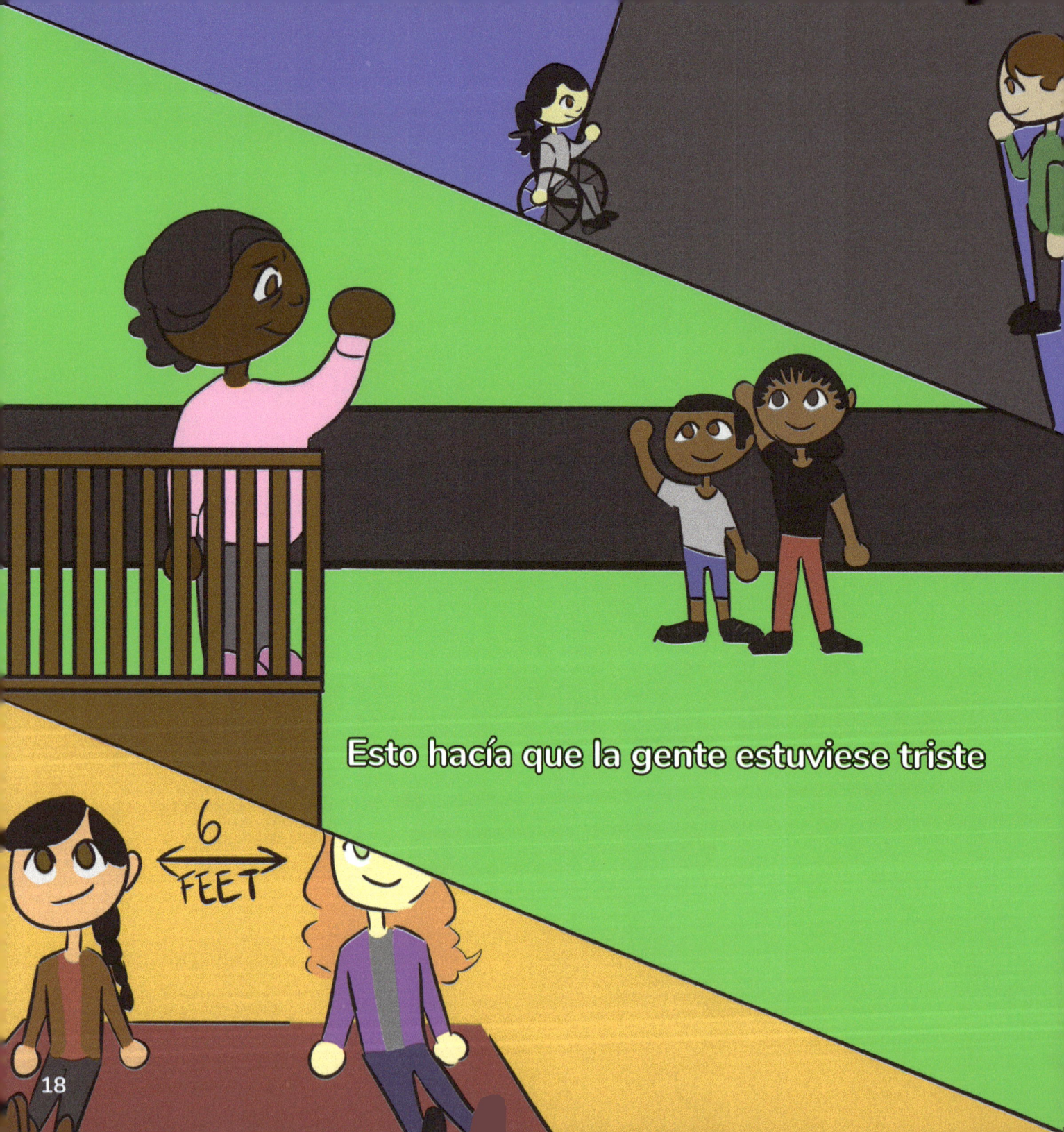

Porque no podían visitar a algunos de sus amigos y familiares.

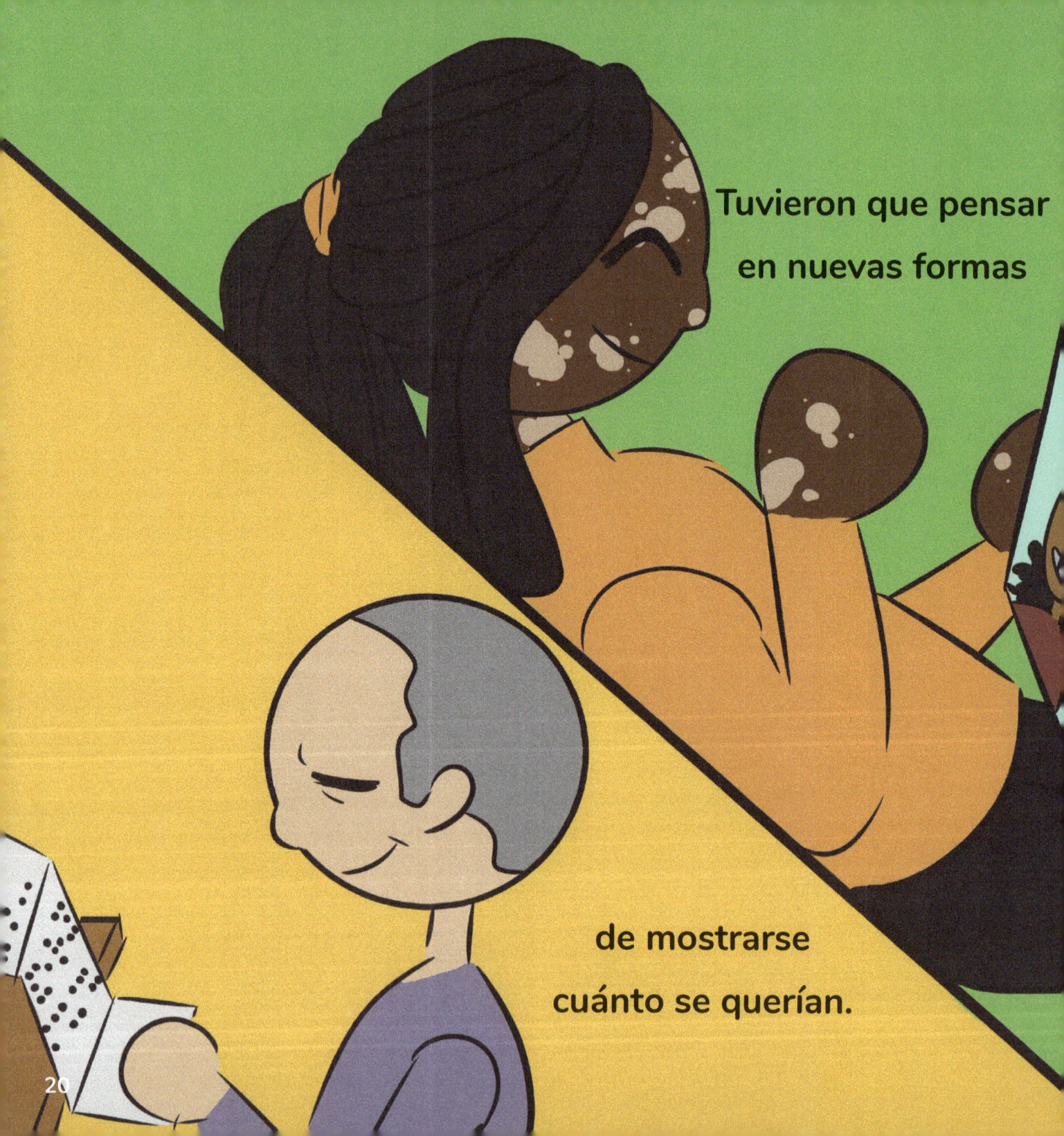

¡Algún día, este virus pequeñito no será tan aterrador!

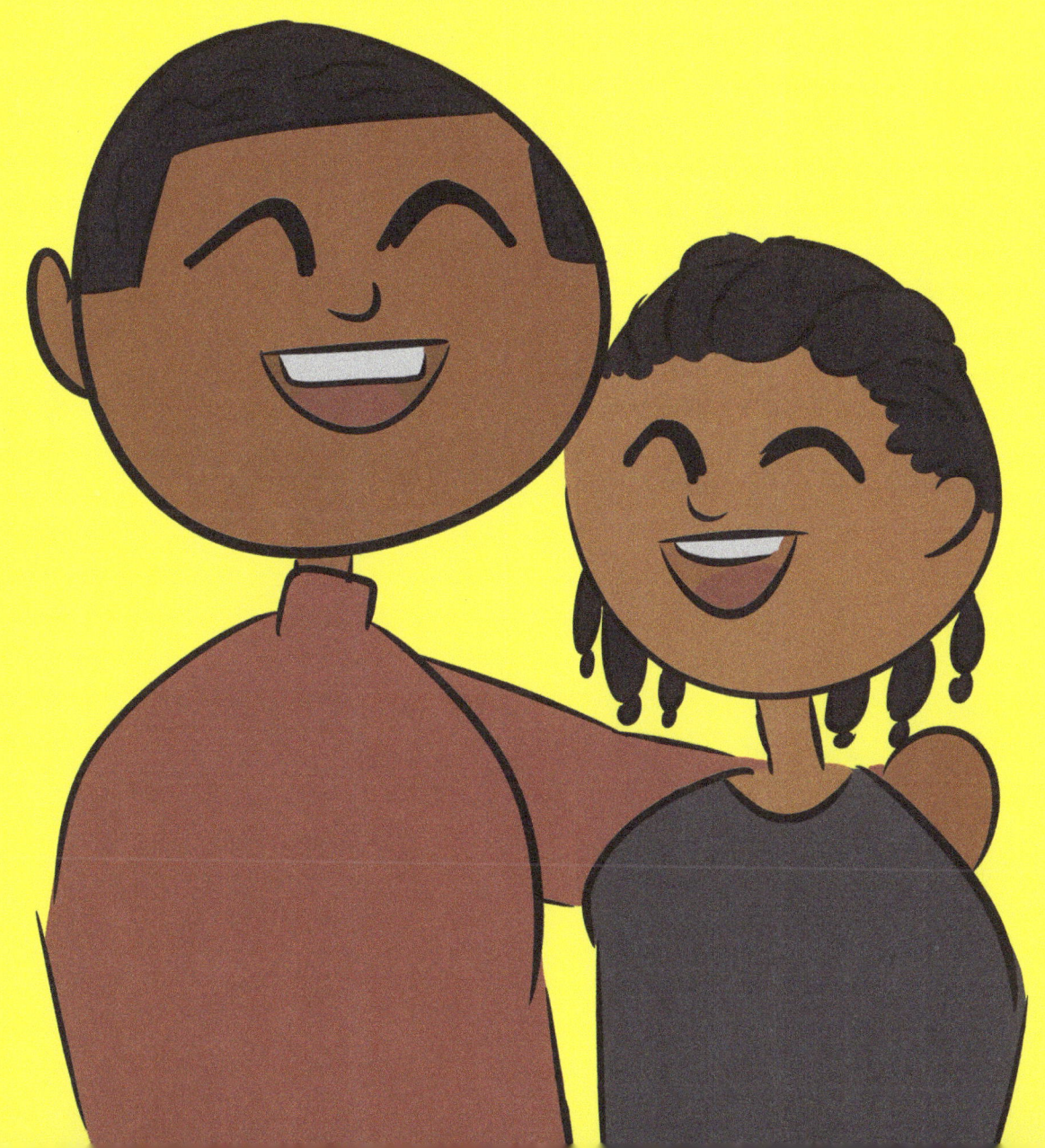

Y podremos visitar a nuestra familia y a nuestros amigos

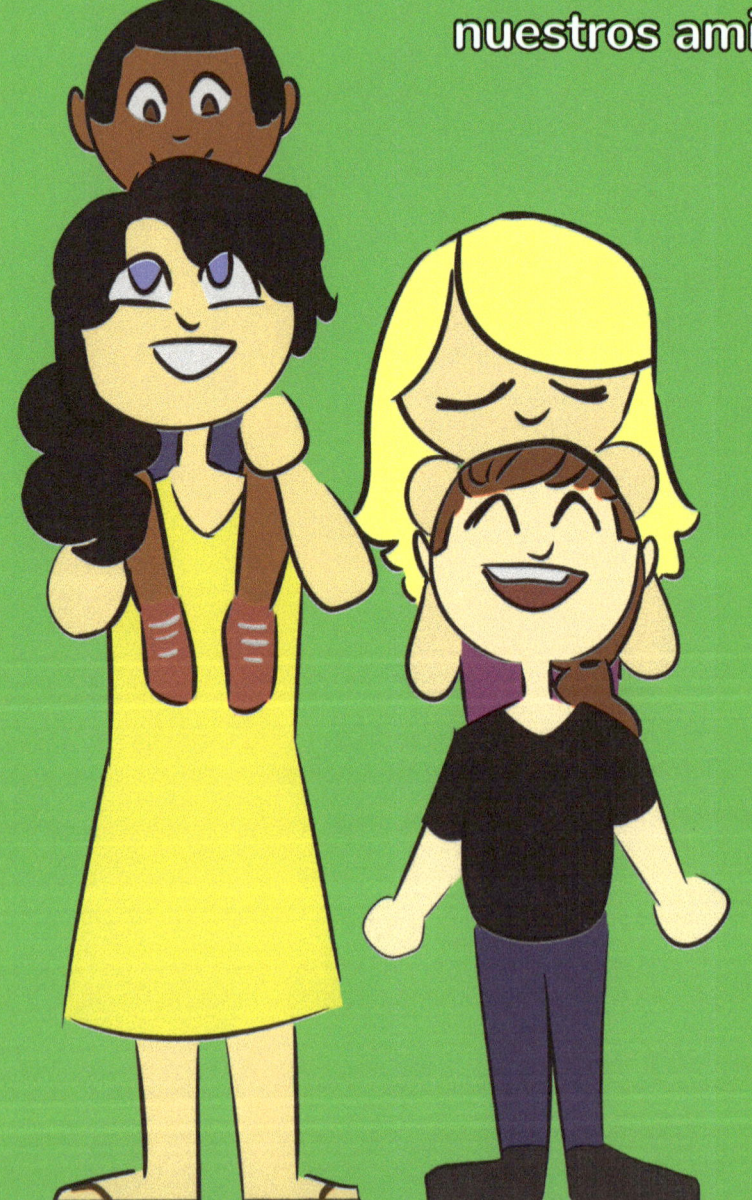

Y jugar juntos

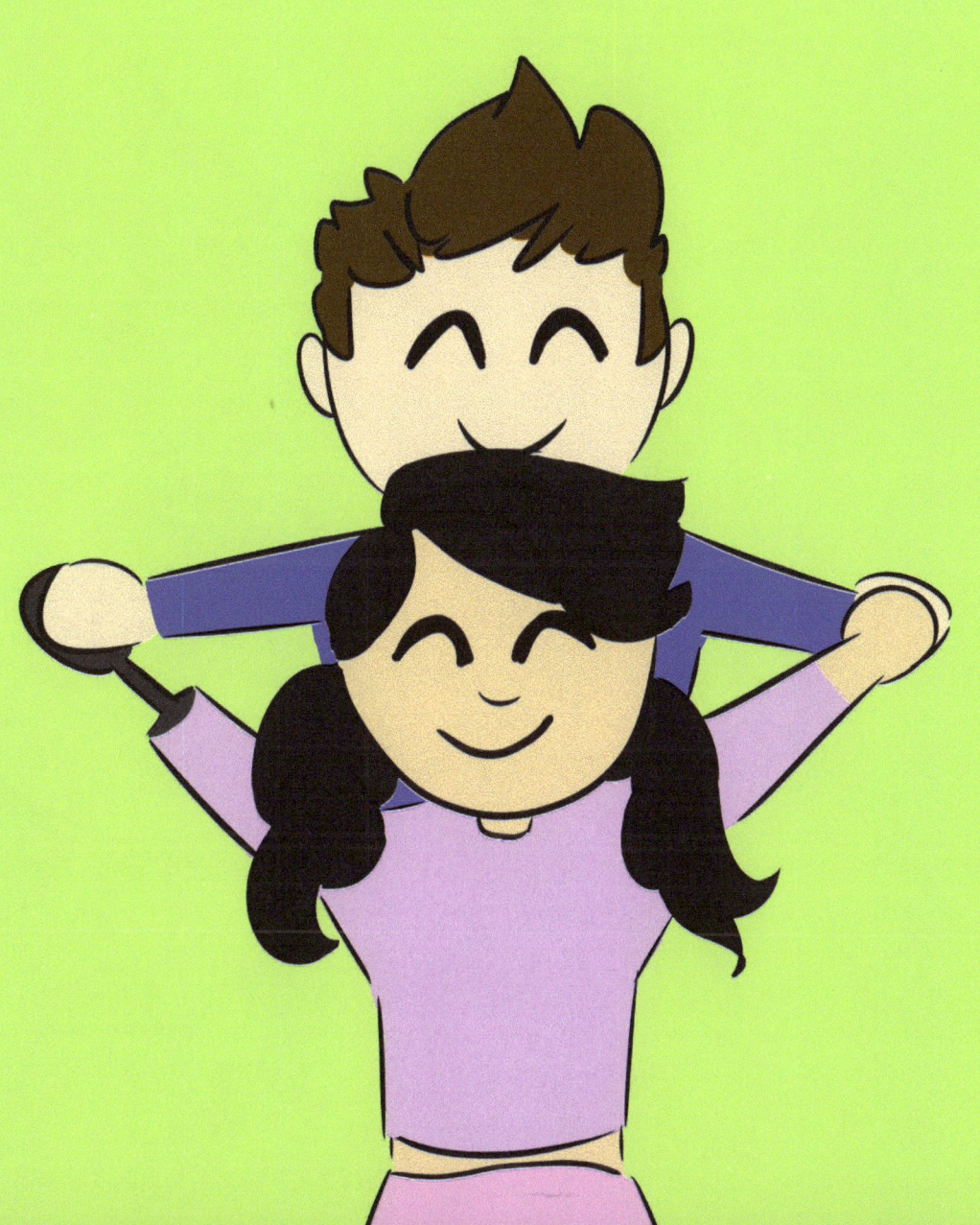

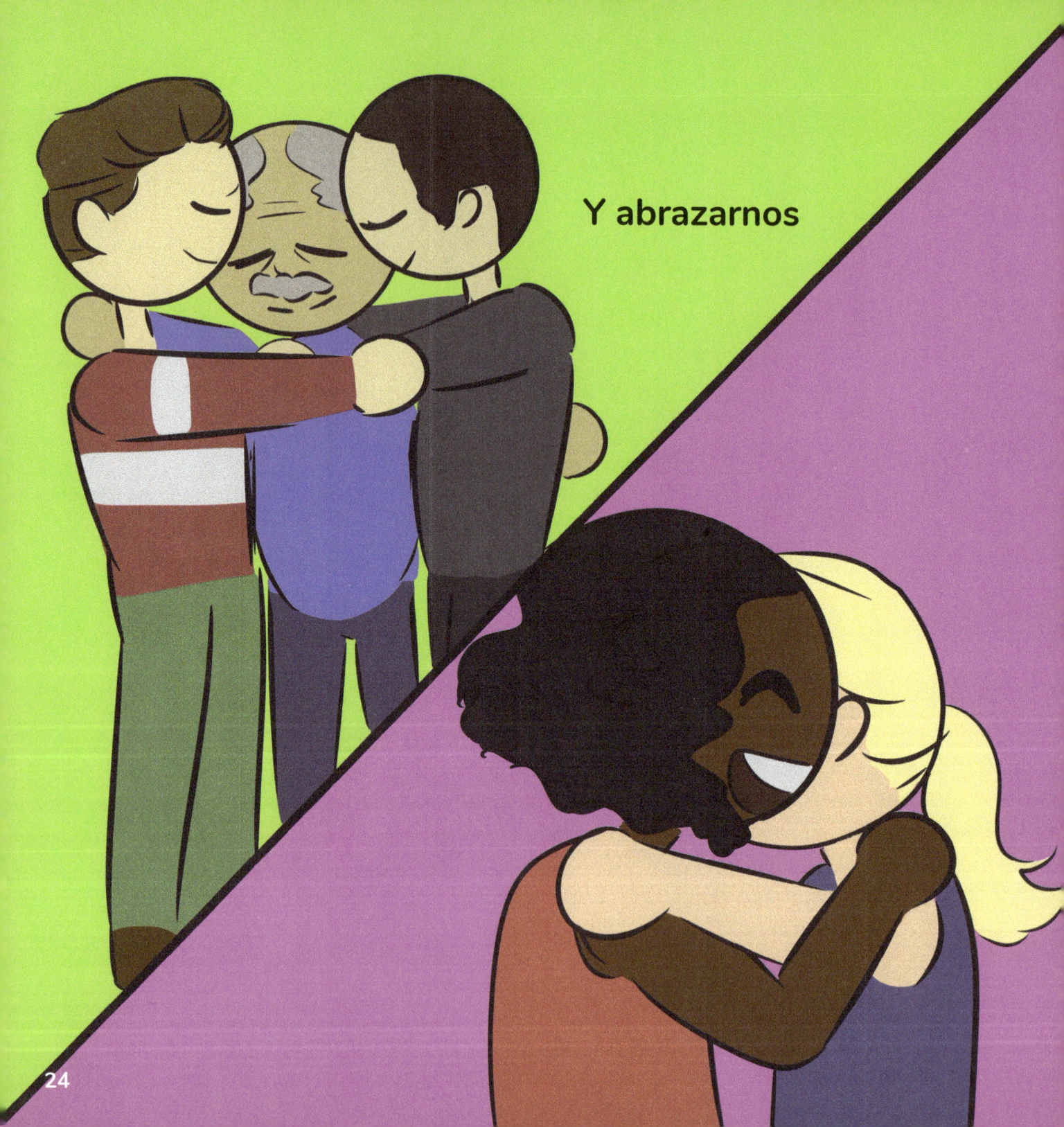

Y ver a nuestras abuelas o abuelos,
tías o tíos u otras personas que amamos.

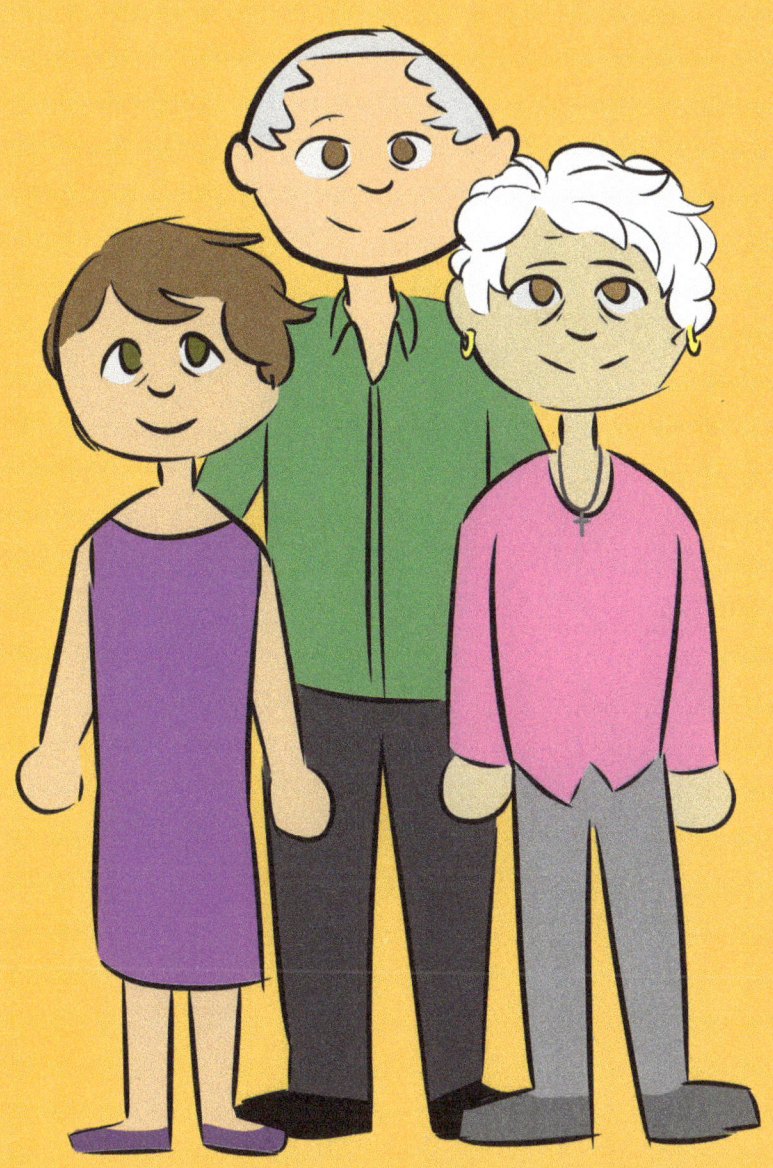

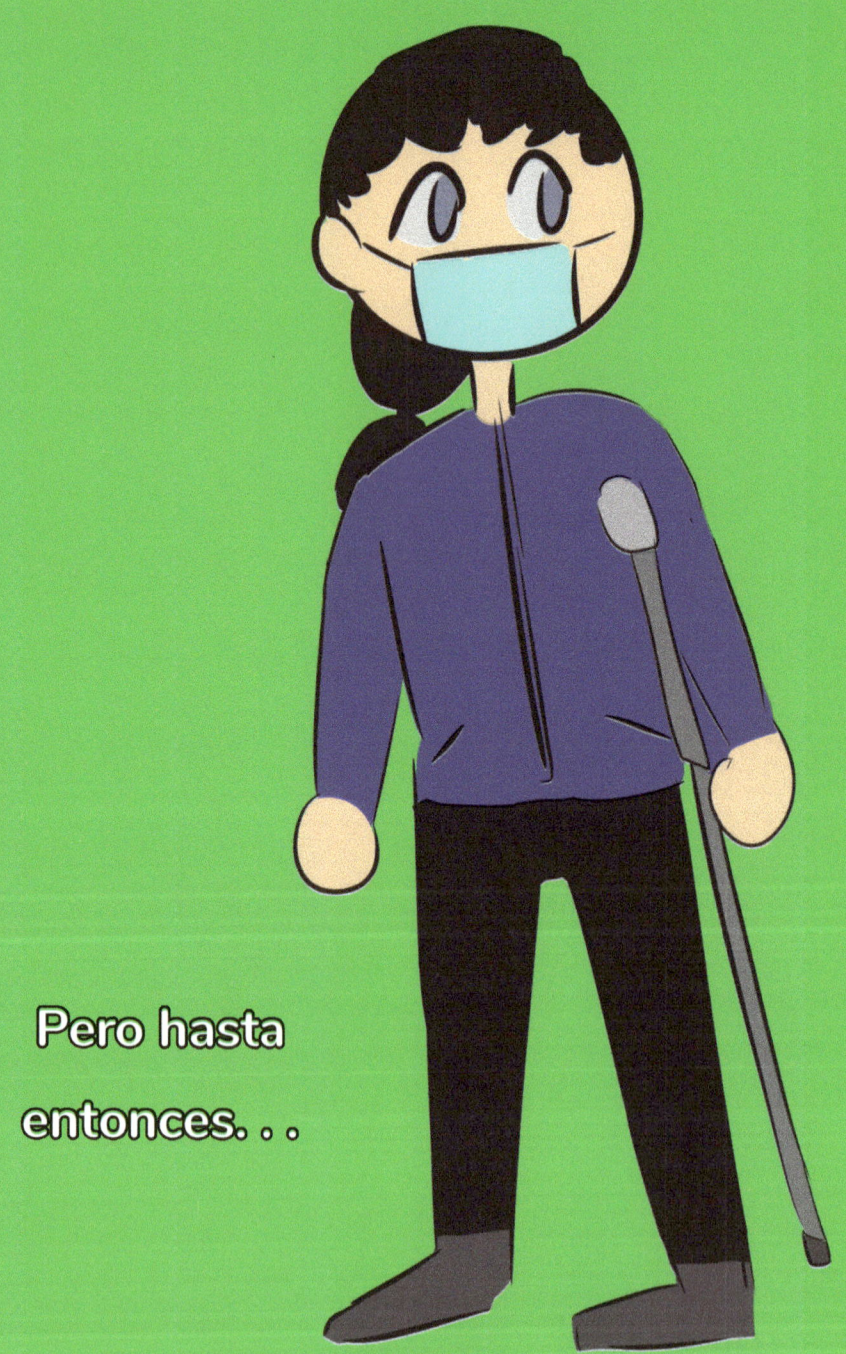

Pero hasta entonces...

Es importante que llevemos
la mascarilla cuando salgamos

Lavarnos las manos (¡mucho!)

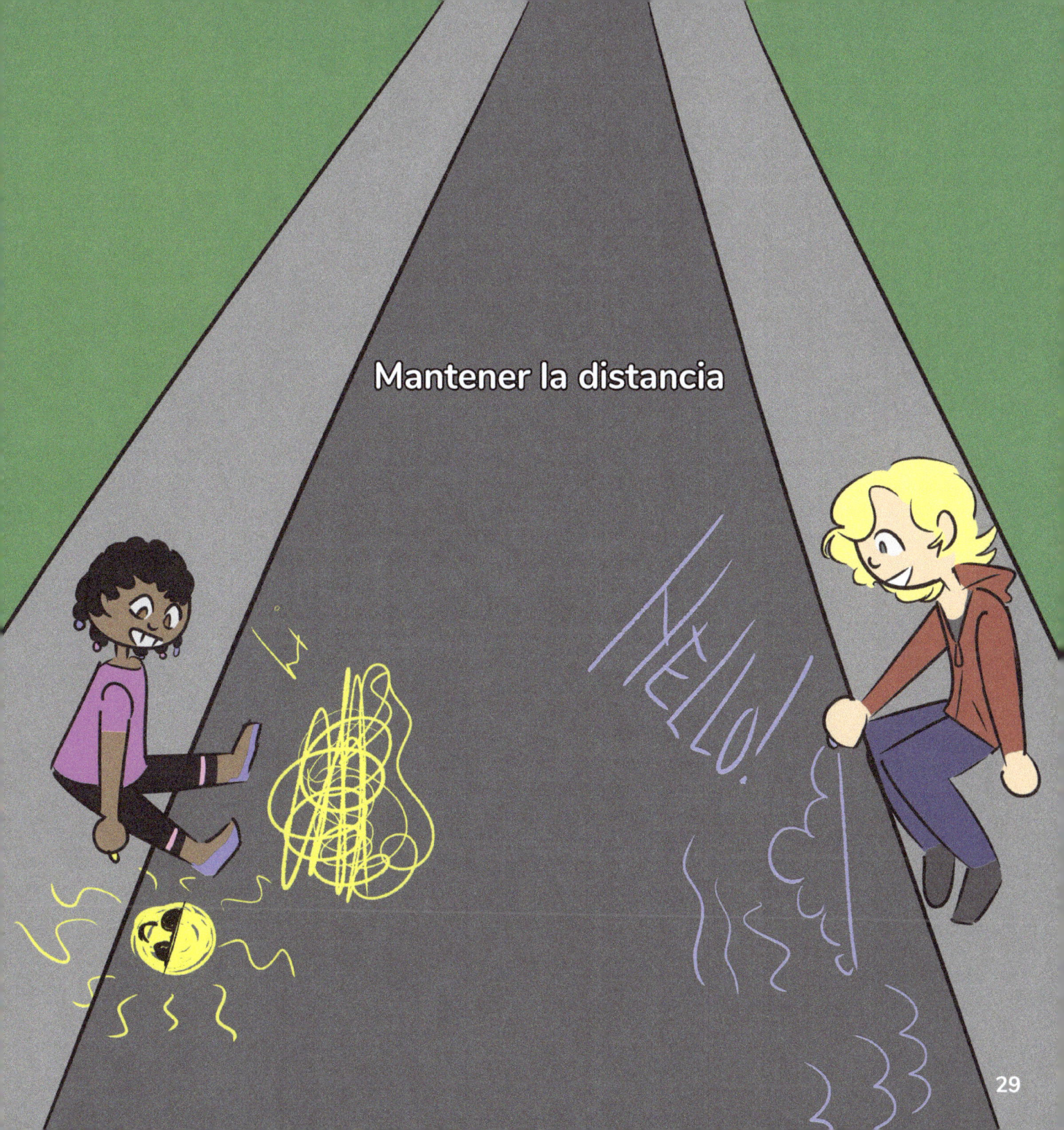

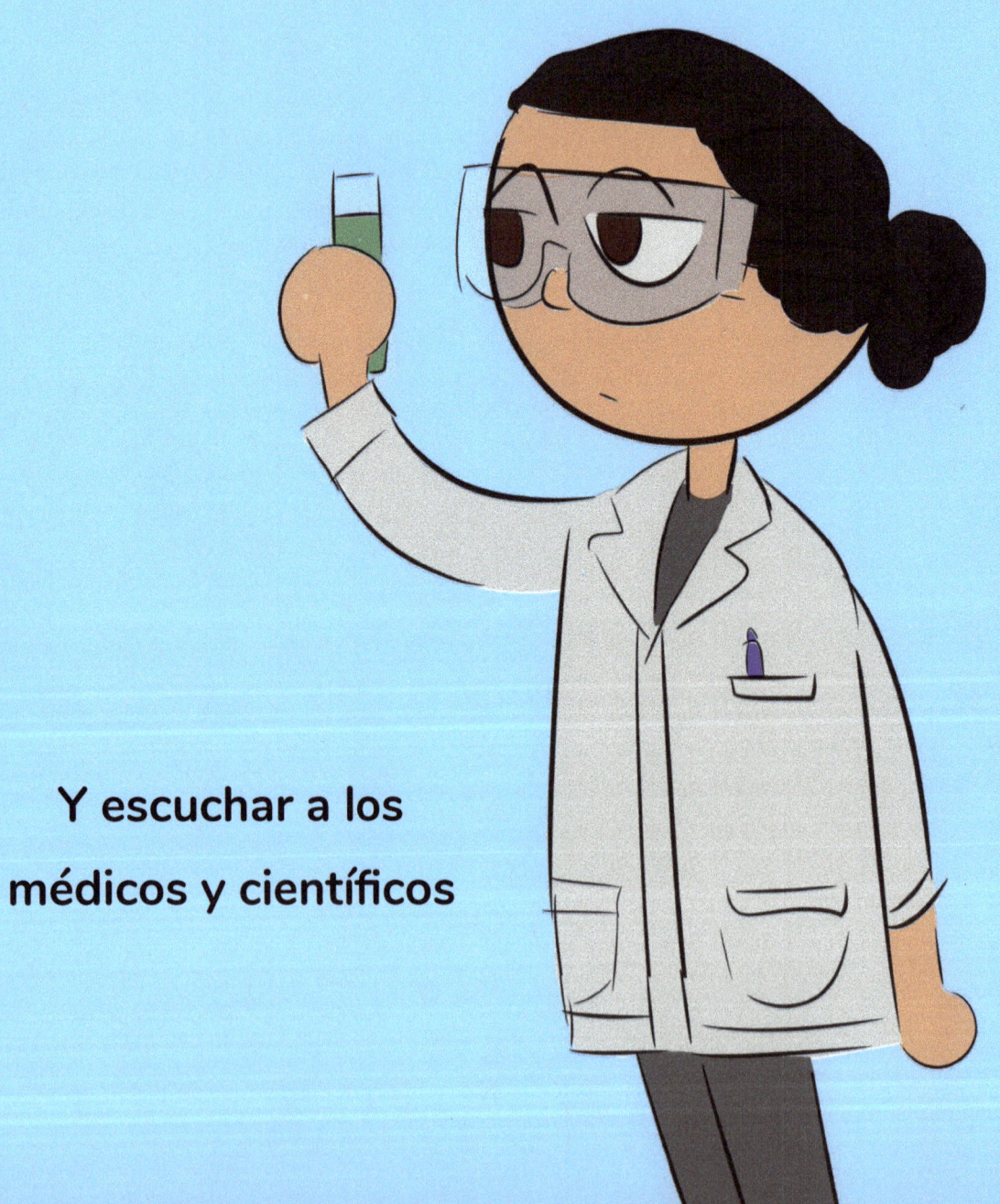

Y escuchar a los médicos y científicos

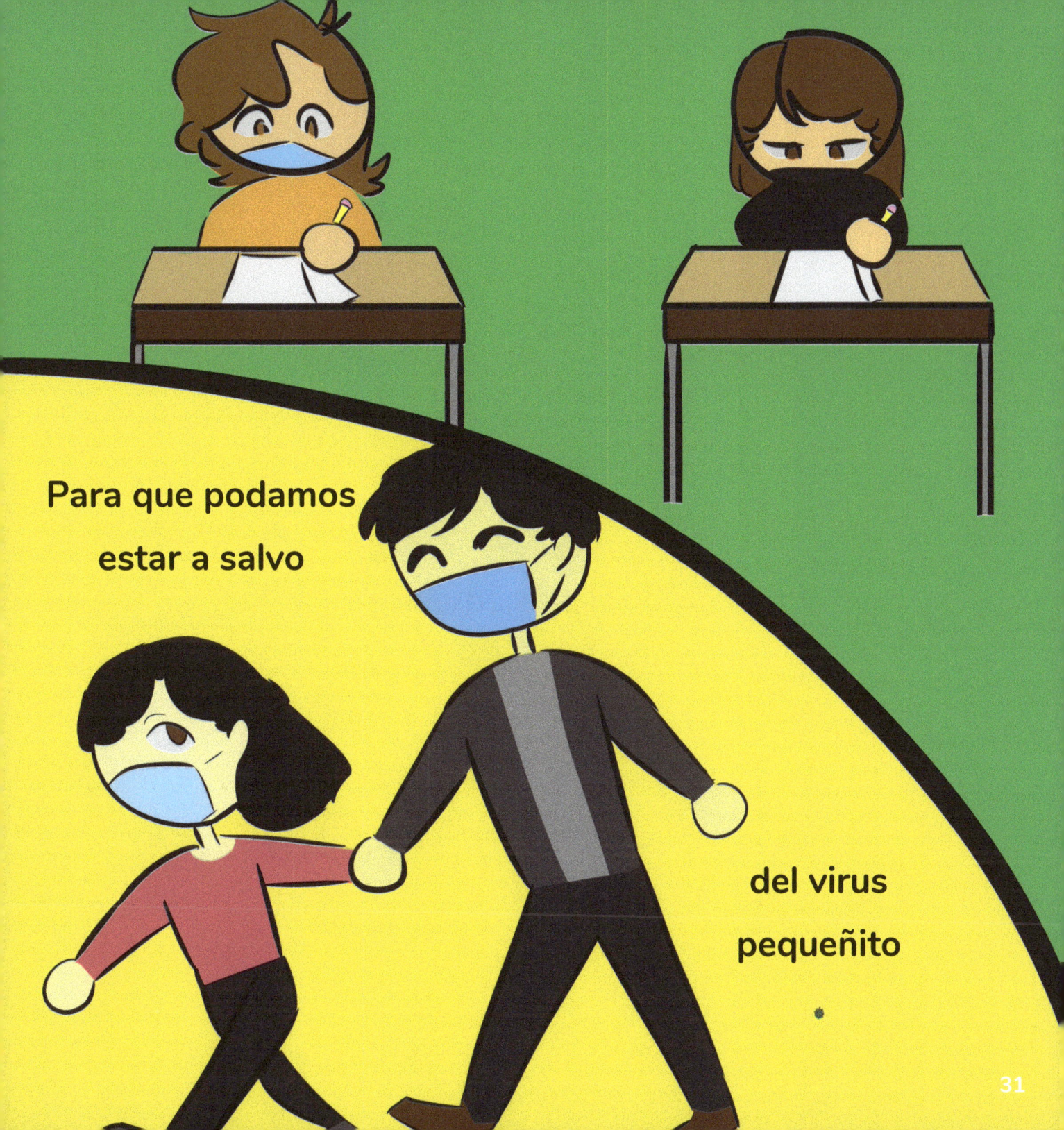

Porque...

¡todos nos amamos!

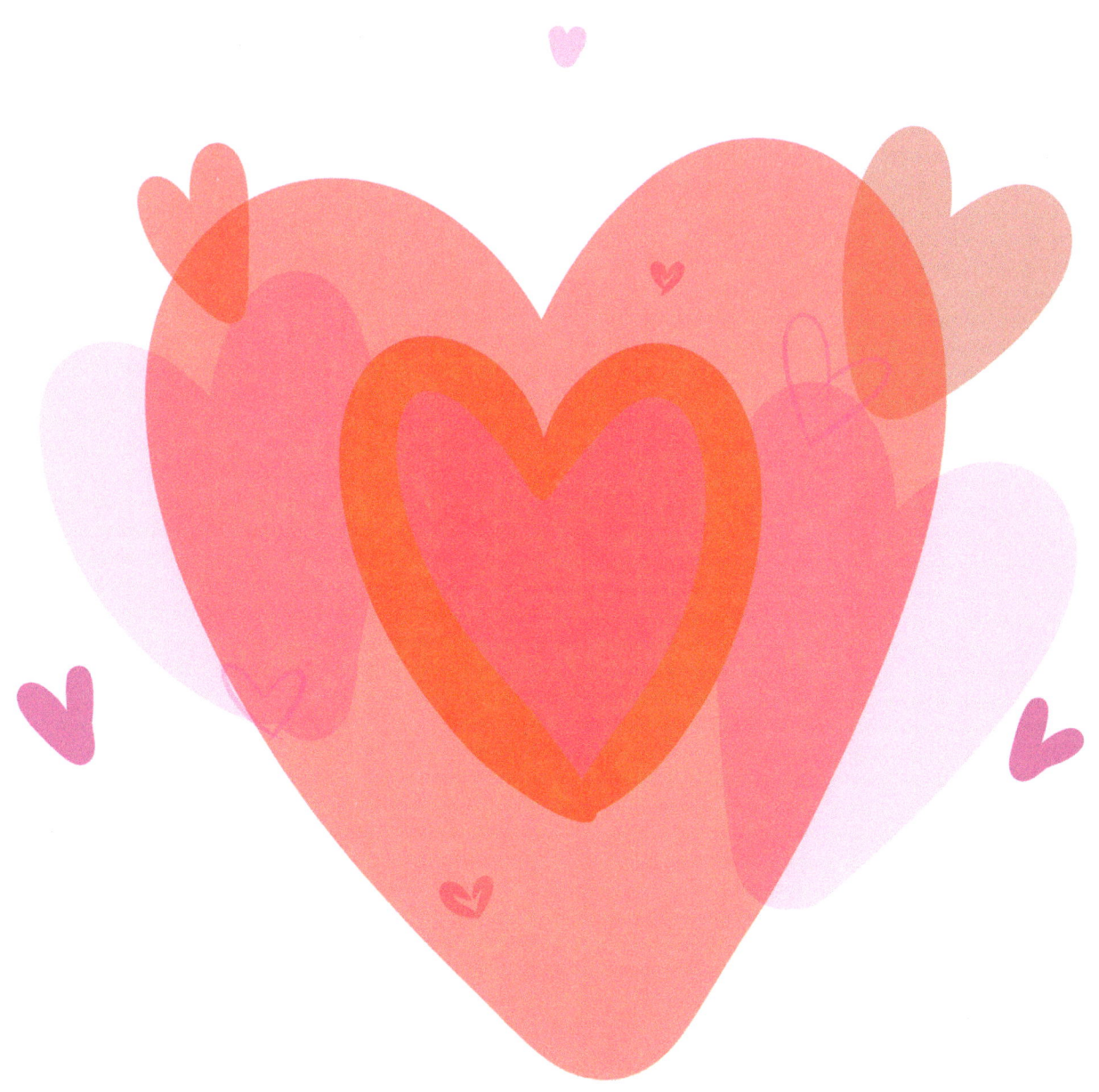

"El virus pequeñito"
(Cantada con la melodía de "The Itsy Bitsy Spider")

Un día llegó el virus pequeñito.

Hay que estar alejados, porque te pones malito.

Nos lavamos las manos y nos ponemos la mascarilla

al ir a jugar,

¡para que del virus pequeñito

nos podamos librar!

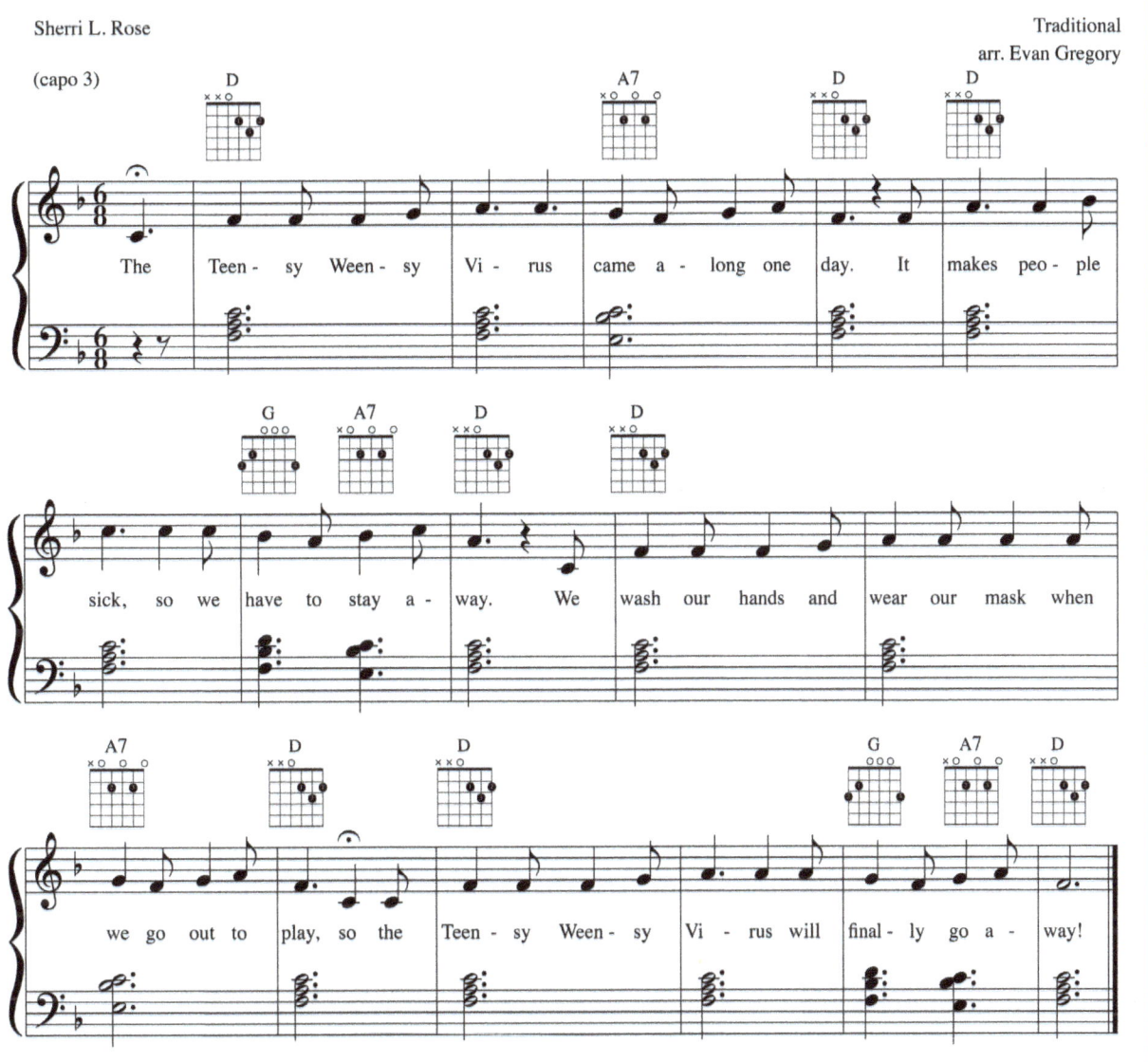

Recursos adicionales

1. Para obtener información actualizada sobre el coronavirus en todo el mundo, visite el sitio web de la Organización Mundial de la Salud (OMS): https://www.who.int/

2. Para obtener información actualizada sobre el coronavirus en los Estados Unidos, visite el sitio web de los Centros para el Control y la Prevención de Enfermedades (CDC): https://www.cdc.gov/

3. Para obtener información actualizada en su zona, visite los sitios web de sus departamentos de salud estatales y locales. Para encontrarlas, busque en Google el nombre de su estado, ciudad o condado, seguido de la frase "departamento de salud". Su sitio web debe terminar en ".gov".

4. Para obtener información sobre cómo puede afectar el coronavirus a nuestros queridos hijos, visite el sitio web de la Academia Americana de Pediatría (AAP): https://www.aap.org/. Lo más importante es que la AAP tiene un sitio web especial para los padres, https://www.healthychildren.org/, que también está disponible en español.

5. Para obtener consejos y recomendaciones personales para su salud física y la de su hijo, escuche a su médico, al pediatra de su hijo (especialmente si es miembro de la Academia Americana de Pediatría) y a las enfermeras profesionales. Su prioridad es mantener a las familias sanas, así que confíe en estos y en otros trabajadores de la salud.

6. Por último, para recibir apoyo en cuestiones de salud mental, ha de tener en cuenta que este ha sido un periodo muy traumático. Los cambios que hemos tenido que introducir en nuestras vidas para evitar contraer el coronavirus han sido tan drásticos, que a veces pueden resultar abrumadores.

Durante este tiempo, es más importante que nunca proteger la salud mental de su familia. Este virus se ha cobrado un importante precio emocional para todos nosotros, adultos, niños y familias por igual. Pero para algunos, este precio ha sido incluso peor que para otros.

Si usted o su familia se han visto afectados por una muerte, una discapacidad, el desempleo u otros problemas como resultado del coronavirus, busque apoyo para su bienestar mental. Puede encontrar recursos en su zona a través de los siguientes organismos nacionales: la Alianza Nacional para la Enfermedad Mental (https://www.nami.org) y Mental Health America (https://www.mhanational.org). También puede buscar ayuda en el departamento local de servicios sociales o de salud mental.

Tomar medidas para asegurar su bienestar mental puede ser fundamental para la salud de su hijo y de toda su familia. ¡No dude en buscar ayuda!

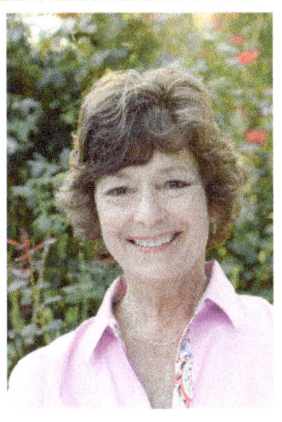

SHERRI ROSE creció en Richmond, Virginia. Como enfermera pediátrica y familiar jubilada, así como enfermera especialista en cuidados paliativos y para enfermos terminales, reconoce la importancia capital de ayudar a los niños a comprender lo que está sucediendo durante la pandemia que en estos momentos está asolando el mundo. La COVID-19 ha causado mucho estrés, ansiedad, dolor y pérdida a los adultos, ¡imagine lo que los niños deben pensar, pero no pueden expresar!

Inspirada por su preocupación por los más pequeños de entre nosotros —así como por su propia enorme pena por no poder abrazar a sus nietos durante la cuarentena— Sherri comenzó a escribir este libro para ayudar a los niños de preescolar a entender lo que está pasando y por qué todos nosotros tenemos que seguir nuevas reglas. Como madre de tres hijas y tres hijastras, así como abuela de muchas más, espera que los recursos que se encuentran en este libro sean útiles para los padres y cuidadores de todo el mundo.

Puede encontrar más información sobre Sherri en su sitio web, www.sherrirosebooks.com.

MEGAN E. BRAWAND es una estudiante de segundo año de quince años en el instituto Thomas Dale de Chester, Virginia. Le encanta dibujar, pintar y crear obras de arte digital como una manera de combinar sus pensamientos y sentimientos. Sus obras de arte se han incluido en varias exposiciones de arte locales y, en 2018, a los trece años, creó una pintura que fue seleccionada para ser exhibida en el Crossroads Art Center de Richmond, Virginia.

Otros intereses de Megan incluyen la producción teatral, temas de ciencia ficción y automóviles antiguos. Tiene pensado ir a la universidad para seguir una carrera en el arte conceptual para poder crear ilustraciones que transmitan las ideas de un escritor antes de la producción. ¡Megan se siente orgullosa y honrada de colaborar con esta autora en un libro tan maravilloso!

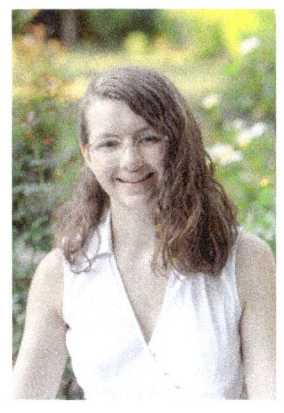

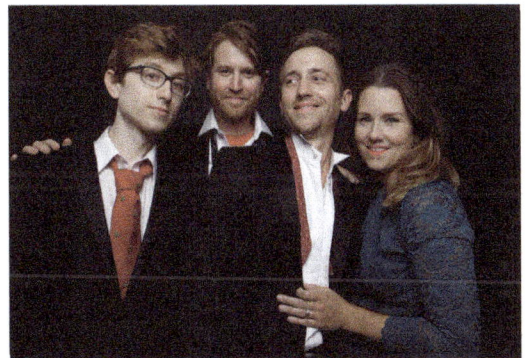

Los miembros de los Hermanos Gregory: Michael, Andrew, Evan y Sarah Fullen Gregory.

Sherri escribió la letra de "El virus pequeñito" con un poco de ayuda de **LOS HERMANOS GREGORY**, un cuarteto de Brooklyn especializado en música de humor. También arreglaron la partitura musical, que se puede comprar en www.sherrirosebooks.com/about-the-song. El arreglo es una excelente canción para los músicos de cuerda y los nuevos pianistas.

Además de su trabajo en "El virus pequeñito", los hermanos Gregory son los creadores de la serie de video "Auto-Tune the News" y "Songify This". Puede ver sus videos, que se han visto más de mil millones de veces, en www.youtube.com/songify.

www.ingramcontent.com/pod-product-compliance
Lightning Source LLC
Chambersburg PA
CBHW061106070526
44579CB00011B/149